BEI GRIN MACHT SICH IHR WISSEN BEZAHLT

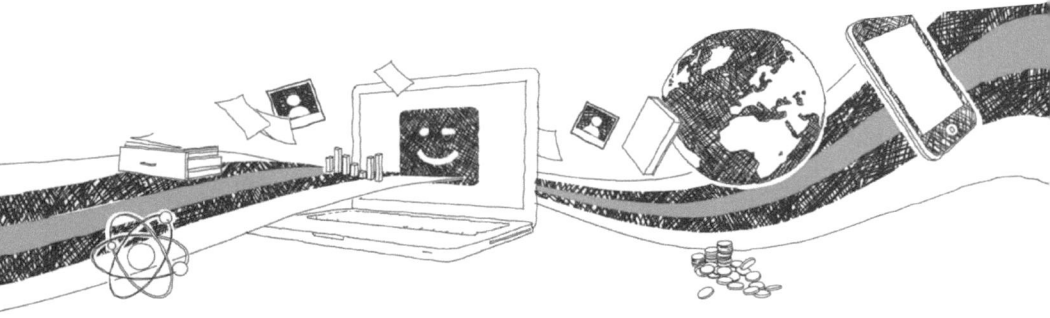

- Wir veröffentlichen Ihre Hausarbeit,
  Bachelor- und Masterarbeit

- Ihr eigenes eBook und Buch -
  weltweit in allen wichtigen Shops

- Verdienen Sie an jedem Verkauf

Jetzt bei www.GRIN.com hochladen und kostenlos publizieren

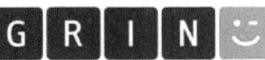

Bibliografische Information der Deutschen Nationalbibliothek:

Die Deutsche Bibliothek verzeichnet diese Publikation in der Deutschen National-
bibliografie; detaillierte bibliografische Daten sind im Internet über http://dnb.d-
nb.de/ abrufbar.

Impressum:

Copyright © 2010 GRIN Verlag, Open Publishing GmbH
Druck und Bindung: Books on Demand GmbH, Norderstedt Germany
ISBN: 9783640644261

Dieses Buch bei GRIN:

http://www.grin.com/de/e-book/152469/salutogenese-und-coaching-in-bezug-auf-
rueckenpraevention

Janine Berger

Salutogenese und Coaching in Bezug auf Rückenprävention

GRIN Verlag

GRIN - Your knowledge has value

Der GRIN Verlag publiziert seit 1998 wissenschaftliche Arbeiten von Studenten, Hochschullehrern und anderen Akademikern als eBook und gedrucktes Buch. Die Verlagswebsite www.grin.com ist die ideale Plattform zur Veröffentlichung von Hausarbeiten, Abschlussarbeiten, wissenschaftlichen Aufsätzen, Dissertationen und Fachbüchern.

Besuchen Sie uns im Internet:

http://www.grin.com/

http://www.facebook.com/grincom

http://www.twitter.com/grin_com

Deutsche Sporthochschule Köln

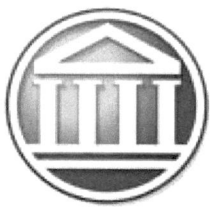

Hausarbeit:

Salutogenese und Coaching

Inhaltsverzeichnis Seite

1. Einleitung

Die folgende Ausarbeitung ist in zwei Hauptthemen gegliedert. Zunächst wird das Modell der Salutogenese von Antonovsky beschrieben und erklärt. Dabei wir erst auf die Entstehung und später auf die Notwendigkeit bzw. das Nutzen des Modells eingegangen.

Im zweiten Teil der Hausarbeit wird das Thema des Coachings aufgegriffen. Hier wird das Coaching allgemein, sowie die notwendigen Fähigkeiten und Fertigkeiten eines Coaches beschrieben. Dabei wird insbesondere auf das Thema Rücken eingegangen.

2. Entstehungshintergrund

Aaron Antonovsky wurde 1923 in Brooklyn, USA, geboren und studierte nach dem College Soziologie an der Yale Universität. Nach seiner Auswanderung mit seiner Frau erhielt er am medizinischen Zentrum der hebräischen Hadassah-Universität, Jerusalem, eine Stelle im Institut für angewandte Sozialforschung.

Dort begann er sich mit den Themen der Medizinsoziologie, speziell über den Zusammenhang zwischen Stressforschung und Gesundheit sowie Krankheit, detaillierter zu beschäftigen. Sein Konzept vertrat den die Auffassung, dass Stressoren nicht grundsätzlich krank machen, sondern seinen Erkenntnissen nach, eine psychophysische Anspannung hervorrufen. Daher rückt die psychologische Komponente individueller Stressverarbeitung bei unterschiedlichen Dispositionen in den Vordergrund. [1]

In den Folgejahren (1960-1970) führte Antonovsky ein Forschungsprojekt durch, indem er das Verhalten von Frauen in der Menopause und ihre Anpassung an diesen Lebensabschnitt untersuchte. Die untersuchten Frauen waren in Zentraleuropa geboren und teilweise in einem Konzentrationslager inhaftiert gewesen. Wie erwartet war die Gruppe der ehemaligen Inhaftierten signifikant stärker gesundheitlich belastet als die anderen Frauen. Aber eine nicht unerhebliche Minderheit der Frauen (29%) hatte sich trotz des Grauens recht stabil auf die neue Lebensphase einstellen können. Dieses Forschungsergebnis initiierte für Antonovsky die Frage, wie es diese Frauen geschafft hatten, trotz der extremen Belastungen gesund zu bleiben. Von nun an

---

[1] Vgl. Lorenz, R. (2004)

beschäftigte sich Antonovskys Team, darunter auch seine Ehefrau (Anthropologin und Entwicklungspsychologin), mit der Frage der Salutogenese. In der Folgezeit veröffentlichte er viele theoretische und empirische Arbeiten zum Konzept der Salutogenese. Seine weiteren Aktivitäten führten ihn 1972 nach Beer-Sheva, Israel, wo er am Aufbau einer gemeindeorientierten medizinischen Fakultät beteiligt war. 1944 verstarb Antonovsky im Alter von 71 Jahren. [2]

Nicht nur der Lebensweg Antonovskys hatte Einfluss auf die Entstehung des Modells der Salutogenese, sondern vor allem auch die vergangenen Entwicklungen und Störungen in der Gesundheitsversorgung und in den Gesundheistwissenschaften der letzten 50 Jahre.

Im Folgenden werden diese vier parallel verlaufenden Entwicklungen genauer beschrieben.

2.1 Kritik am System der Gesundheitsversorgung

Das deutsche System der Gesundheitsversorgung bzw. Krankenbehandlung ist durch eine pathogenetische Betrachtungsweise gekennzeichnet, in der die Beschwerden, Symptome oder Schmerzen des Patienten im Mittelpunkt stehen. Trotz beeindruckender Erfolge in Diagnostik und Therapie wurde in den letzten Jahren zunehmend Kritik an der Apparatemedizin und der primären Orientierung an Symptomen laut, es wird die Vernachlässigung der Ganzheitlichkeit Anschauung beklagt. Des Weiteren sei das Gesundheitssystem zu teuer und könne nicht angemessen auf die Zunahme chronischer Erkrankungen reagieren. Deshalb wird eine „sprechende Medizin" gefordert, „die sich nicht nur an der Krankheit und Behinderung orientiert und mit hohem technischen Aufwand diagnostiziert; die Medizin soll dem Gespräch zwischen Arzt und Patienten einen hohen Stellenwert geben und auch die gesunden Anteile des Patienten wahrnehmen und fördern." [3]

Zudem sollte auch den psychosozialen Aspekten besondere Aufmerksamkeit gewidmet werden, die für die Krankheitsanpassung und Heilung von Bedeutung sind.

---

[2] Vgl. Bengel J. & Strittmaier R. & Willmann H. (1998)
[3] Bengel J. & Strittmaier R. & Willmann H. (1998), S. 14

2.2 Gesundheits- und Krankheitsbegriff

Auf den ersten Blick scheinen die Begriffe Gesundheit und Krankheit eindeutig definiert. „Gesundheit lässt sich mit Wohlbefinden und Abwesenheit von Beschwerden und Symptomen beschreiben. Mit Krankheit dagegen verbindet man Beschwerden, Schmerzen und Einschränkungen." [4] Betrachtet man diese Definitionen jedoch genauer, zeigt sich, dass die Begriffe Gesundheit und Krankheit sehr unterschiedlich definiert sein können. Für den einen ist Gesundheit gleichbedeutend mit Wohlbefinden und Glück, für den anderen ist es das Freisein von körperlichen Beschwerden. Man kann Gesundheit aber auch als Fähigkeit des Organismus, mit Belastungen fertig zu werden, verstehen. Die Wahrnehmung von persönlichen und sozialen Ressourcen hat einen entscheidenden Einfluss auf die subjektive Befindlichkeit und auf das gesundheitsbezogene Verhalten des Einzelnen. Gesundheit ist also kein eindeutig definierbares Konstrukt, denn sie ist schwer fassbar und nur sehr schwer zu beschreiben. [5]

2.3 Entwicklung eines biopsychosozialen Krankheitsmodells

Das biomedizinische Krankheitsmodell wurde, zu Beginn des 19. Jahrhunderts, unter dem Einfluss naturwissenschaftlichen Denkens entwickelt. Es wird davon ausgegangen, dass der menschliche Körper mit einer Maschine vergleichbar ist. Krankheitssymptome werden durch organische Defekte erklärt. Die Bestimmung ob eine Person als krank bezeichnet werden kann, hängt davon ab, ob anatomische oder physiologische Veränderungen festgestellt werden können. Die medizinische Behandlung zielt darauf ab, den Defekt zu beheben. 1979 stellte der Sozialmediziner Engel dem oft kritisierten biomedizinischen Modell ein erweitertes, biopsychosoziales Modell gegenüber. In diesem werden sowohl körperliche als auch psychosoziale Faktoren zur Erklärung von Erkrankungen herangezogen. Forschungsbefunde belegen, dass psychische und soziale Faktoren bei der Entstehung und im Verlauf von Krankheiten von Bedeutung sind. Trotz vielfältiger Kritik und obwohl bei den zunehmenden chronisch-degenerativen Erkrankungen die Bedeutung von psychosozialen und kulturellen Faktoren nachgewiesen ist, bestimmt dennoch nach wie vor das biomedizinische Krankheitsmodell die heutige Schulmedizin und Prävention. [6]

---

[4] Bengel J. & Strittmaier R. & Willmann H. (1998), S. 15
[5] Vgl. s.o.
[6] Vgl. s.o.

2.4 Entwicklung der Prävention und Gesundheitsförderung

In der gesamten Medizin-Geschichte war es schon immer die Absicht Krankheiten zu verhüten. Heut zu Tage stehen vor allem die Vermeidung chronisch-degenerativer Erkrankungen und sogenannter Zivilisationskrankheiten im Mittelpunkt präventiver Anstrengungen.

Nach wie vor ist die Basis für präventive Maßnahmen das Risikofaktorenmodell, welches in den fünfziger Jahren entwickelt wurde. Da Risikofaktoren als beginnende Krankheiten aufgefasst werden, konzentriert sich die Prävention auf die Vermeidung von Risikofaktoren und auf individuelle Verhaltensänderungen. Bisher sind im Risikofaktorenmodell überwiegend verhaltensgebundene Risikofaktoren (z.B. Rauchen oder Übergewicht) enthalten, während die kontext- und verhältnisbezogenen (z.B. chronische Arbeitsbelastung oder Umwelteinflüsse) noch vernachlässigt werden.

1986 stellte die World Health Organisation (WHO) das „Programm zur Gesundheitsförderung" vor, indem die Gesundheitsförderung als ein sozial-ökologisches Gesundheits- und Präventionsmodell Gesundheit nicht als Ziel, sondern als Mittel, um Individuen zu befähigen, individuelles und gesellschaftliches Leben positiv zu gestalten, betrachtet. Es wird auf die aktive und selbstverantwortliche Beteiligung der Laien an der Herstellung gesundheitsfördernder Bedingungen und auf den Dialog und die Interaktion zwischen Laien und Professionellen, gezielt.[7]

---

[7] Vgl. Bengel J. & Strittmaier R. & Willmann H. (1998)

3. Salutogenese-Konzept

3.1 Salutogenetische Fragestellung

„Warum bleiben Menschen – trotz vieler potentiell gesundheitsgefährdender Einflüsse – gesund? Wie schaffen sie es, sich von Erkrankungen wieder zu erholen? Was ist das besondere an Menschen, die trotz extremster Belastungen nicht krank werden?" [8]

Diese zentralen Fragen waren Ausgangspunkt für Antonovskys theoretische und empirische Arbeiten. Mit dieser speziellen Fragestellung wollte Antonovsky den Gegensatz zur bisher dominierenden „Pathogenese" des biomedizinischen Ansatzes und des derzeitigen Krankheitsmodells, aber auch des Risikofaktorenmodells, hervorheben. Salutogenese bedeutet für Antonovsky aber auch nicht nur die Kehrseite einer pathogenetisch orientierten Sichtweise. Salutogenese meint, alle Menschen als mehr oder weniger gesund und gleichzeitig mehr oder weniger krank zu betrachten. Die Frage lautet daher: Wie wird ein Mensch mehr gesund und weniger krank? [9]

Die vorherrschende Denk- und Handlungsprämisse der Medizin vergleicht Antonovsky mit der salutogenetischen Perspektive in einer Metapher: „Die pathogenetische Herangehensweise möchte Menschen mit hohem Aufwand aus einem reißenden Fluß retten, ohne sich darüber Gedanken zu machen, wie sie da hineingeraten sind und warum sie nicht besser schwimmen können." [10] Aus Sicht der Gesundheitserziehung hingegen springen Menschen aus eigenem Willen in den Fluss und weigern sich gleichzeitig, das Schwimmen zu lernen. Antonovsky benutzt für die Salutogenese eine andere Version dieser Metapher:

„...meine fundamentale philosophische Annahme ist, dass der Fluß der Strom des Lebens ist. Niemand geht sicher am Ufer entlang. Darüber hinaus ist für mich klar, dass ein Großteil des Flusses sowohl im wörtlichen als auch im übertragenen Sinn verschmutzt ist. Es gibt Gabelungen im Fluß, die zu leichten Strömungen oder in gefährliche Stromschnellen und Strudel führen." [11]

---

[8] Bengel J. & Strittmaier R. & Willmann H. (1998), S. 24
[9] Vgl. Antonovsky, A. (1997)
[10] Bengel J. & Strittmaier R. & Willmann H. (1998), S. 24
[11] Antonovsky, A. (1997), S. 92

Daraus ergab sich folgende Frage für Antonovsky: „Wie wird man, wo immer man sich in dem Fluß befindet, dessen Natur von historischen, soziokulturellen und physikalischen Umweltbedingungen bestimmt wird, ein guter Schwimmer?" [12]
Dabei spielen Persönlichkeitseigenschaften eine zentrale Rolle. Diese Eigenschaften spiegeln sich im Kohärenzgefühl wieder (worauf später noch detaillierter eingegangen wird) wieder, welches nicht ausschließlich, jedoch zu einem wesentlichen Anteil bestimmt, wie gut wir schwimmen. Dadurch kommen Menschen mit den Gegebenheiten des Flusses unterschiedlich gut oder schlecht zurecht. Die Verknüpfung der verschiedenen Eigenschaften des Flusses und der schwimmenden Menschen ergibt das psychologische Modell Antonovskys zur Erklärung von Gesundheit. [13]

3.2 Das salutogenetische Modell der Gesundheit
Antonovsky setzt in seinem salutogenetischen Modell der Gesundheit eine Reihe von Konstrukten mit der Entstehung bzw. dem Erhalt von Gesundheit in Zusammenhang. Das Kernstück des Modells, das Kohärenzgefühl, soll als erstes vorgestellt werden. Weitere Elemente sind das Gesundheits-Krankheits-Kontinuum, Stressoren und Spannungszustände, sowie generalisierte Widerstandsressourcen.

3.2.1 Kohärenzgefühl
Antonovsky entwickelte das Konstrukt des „sense of coherence" (SOC), welches mit dem Begriff *Kohärenzgefühl* zu übersetzen ist.
Kohärenz bedeutet Zusammenhang, Stimmigkeit. Je ausgeprägter das Kohärenzgefühl einer Person ist, desto gesünder sollte sie sein bzw. desto schneller sollte sie gesund werden und bleiben.
In einer ersten Formulierung definiert Antonovsky das Kohärenzgefühl als „eine grundlegende Lebenseinstellung, die ausdrückt, in welchem Ausmaß jemand ein alles durchdringendes, überdauerndes und zugleich dynamisches Gefühl der Zuversicht hat, dass seine innere und äußere Erfahrenswelt vorhersagbar ist und eine hohe Wahrscheinlichkeit besteht, dass sich die Angelegenheiten so gut entwickeln, wie man vernünftigerweise erwarten kann." [14]

---

[12] Antonovsky, A. (1997), S. 92
[13] Vgl. Bengel J. & Strittmaier R. & Willmann H. (1998)
[14] Antonovsky, A. (1997), S. 10

Mit der Bezeichnung dynamisch wird darauf hingewiesen, dass eine Grundeinstellung zum Leben fortwährend mit neuen Lebenserfahrungen konfrontiert und von diesen beeinflusst wird. Die Ausprägung des Kohärenzgefühls beeinflusst wiederum die Art der Lebenserfahrungen. Dies führt dazu, dass die Lebenserfahrungen in der Regel die Grundhaltung bestätigen und diese damit stabil und überdauernd wird. Die Stärke des Kohärenzgefühls ist unabhängig von den jeweiligen Umständen, der Situation oder den Rollen, die jemand gerade einnimmt oder einnehmen muss. [15]

Diese Grundhaltung, die Welt als zusammenhängend und sinnvoll zu erleben, setzt sich nach Antonovskys Überlegungen aus drei Komponenten zusammen:

1. Gefühl der Verstehbarkeit (sense of comprehensibility)
Diese Komponente beschreibt (als kognitives Verarbeitungsmuster) die Fähigkeit von Menschen bekannte und auch unbekannte Stimuli als geordnete, konsistente, strukturierte Informationen verarbeiten zu können.

2. Gefühl von Handhabbarkeit bzw. Bewältigbarkeit (sense of manageability)
Diese Komponente beschreibt (als kognitiv-emotionales Verarbeitungsmuster) die Überzeugung eines Menschen, dass er geeignete Ressourcen zur Verfügung hat, um den Anforderungen zu begegnen – wozu auch der Glaube an die Hilfe anderer Menschen oder einer höheren Macht zählt.

3. Gefühl von Sinnhaftigkeit bzw. Bedeutsamkeit (sense of meaningfulness)
Diese Dimension beschreibt das Ausmaß, in dem man das Leben als emotional sinnvoll empfindet: dass wenigstens einige der vom Leben gestellten Probleme und Anforderungen es wert sind, dass man Energie in sie investiert, dass man sich für sie einsetzt und sich ihnen verpflichtet; dass sie eher willkommene Herausforderungen sind als Lasten, die man gerne los wäre.

Ein stark ausgeprägtes Kohärenzgefühl führt dazu, dass ein Mensch flexibel auf Anforderungen reagieren kann. Er aktiviert die für diese spezifischen Situationen angemessenen Ressourcen. Ein Mensch mit einem gering ausgeprägten

---

[15] Vgl. Bengel J. & Strittmaier R. & Willmann H. (1998)

Kohärenzgefühl wird hingegen Anforderungen eher starr und rigide beantworten, da er weniger Ressourcen zur Bewältigung hat bzw. wahrnimmt.

Das Kohärenzgefühl entwickelt sich nach Antonovsky im Laufe der Kindheit und Jugend und wird von den gesammelten Erfahrungen und Erlebnissen beeinflusst. In der Adoleszenz sind große Veränderungen noch möglich, da in dieser Zeit viele Wahlmöglichkeiten offen stehen und die Lebensbereiche noch nicht festgelegt sind. Mit etwa 30 Jahren ist Antonovskys Ansicht nach das Kohärenzgefühl ausgebildet und bleibt relativ stabil.

Ob sich ein starkes oder schwaches Kohärenzgefühl herausbildet, hängt für Antonovsky vor allem von den gesellschaftlichen Gegebenheiten ab, d.h. von der Verfügbarkeit generalisierter Widerstandsressourcen. [16]

3.2.2 Gesundheits-Krankheits-Kontinuum

Wie bereits erwähnt, kritisiert Antonovsky die übliche Trennung in gesund oder krank. Er setzt dieser Trennung die Vorstellung eines Kontinuums mit den Polen Gesundheit/körperliches Wohlbefinden und Krankheit/körperliches Missempfinden gegenüber (s. Abb.1).

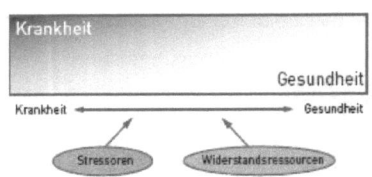

Abb. 1: Das Gesundheits-Krankheitskontinuum [17]

Die beiden Pole völlige Gesundheit oder völlige Krankheit sind für lebende Organismen nicht zu erreichen. „Wir sind alle terminale Fälle. Aber solange wir einen Atemzug Leben in uns haben, sind wir alle bis zu einem gewissen Grad gesund." [18]
Die Frage ist dann nicht mehr, ob jemand gesund oder krank ist, sondern wie weit entfernt bzw. nahe er den Endpunkten Gesundheit und Krankheit jeweils ist.

---

[16] Vgl. Bengel J. & Strittmaier R. & Willmann H. (1998)

[17] (http://www.ernaehrungs-umschau.de; Stand: 16.05.2010)

[18] Antonovsky, A. (1997), S. 53

10

3.2.3 Stressoren und Spannungszustand

Antonovsky definiert Stressoren als „eine von innen oder außen kommende Anforderung an den Organismus, die sein Gelichgewicht stört und die zur Wiederherstellung des Gleichgewichtes eine nicht-automatische und nicht unmittelbar verfügbare, energieverbrauchende Handlung erfordert." [19]

Für Antonovsky ist die zentrale Aufgabe des Organismus die Bewältigung der Spannungszustände. Gelingt die Spannungsbewältigung, so hat dies eine gesunderhaltende bzw. gesundheitsförderliche Wirkung. Misslingt die Spannungsbewältigung, dann entsteht Stress oder eine für die Person subjektiv/ oder objektiv belastende Situation. Da Spannungsbewältigung nicht immer gelingen kann, sind Stressreaktionen und belastende Situationen ein allgegenwärtiges Phänomen. Dies muss aber nicht zwangsläufig negative gesundheitliche Folgen haben, die Belastung kann auch neutrale oder sogar gesundheitsförderliche Wirkungen haben.

Antonovsky unterscheidet zwischen physikalischen, biochemischen und psychosozialen Stressoren. Da in die Gefährdung durch physikalische und biochemische Stressoren in den Industrienationen abgenommen hat, rückt die Bedeutung der psychosozialen Stressoren in den Vordergrund. Hier setzt Antonivsky mit seinem Konstrukt des Kohärenzgefühls an.

Der SOC wirkt einerseits, indem er der Person mit einem starken SOC erlaubt, manche Reize als neutral zu bewerten, die eine andere Person mit schwächerem SOC als spannungserzeugend erfahren würde. Wenn aber eine Person mit hohem SOC einen Reiz als Stressor bewertet, dann kann sie unterscheiden, ob der Stressor bedrohlich, günstig oder irrelevant ist. Die Bewertung als günstig oder irrelevant bedeutet, dass Anspannung wahrgenommen wird; gleichzeitig nimmt die Person aber an, dass die Anspannung auch ohne das Aktivieren von Ressourcen wieder aufhört. Der Stressor, der Anspannung auslöste, wird zum Nicht-Stressor umdefiniert. Auch wenn der spannungserzeugende Stressor als potentiell bedrohlich definiert wird, wird eine Person mit hohem SOC sich nicht wirklich bedroht fühlen. Ihr grundlegendes Vertrauen, dass sich die Situation schon bewältigen lassen wird, schützt sie. [20]

---

[19] Antonovsky, A. (1997), S. 72
[20] Vgl. Bengel J. & Strittmaier R. & Willmann H. (1998)

11

3.2.4 Generalisierte Widerstandsressourcen

Nach Antonovsky sind generalisierte Widerstandsquellen Variablen oder Faktoren, die stark mit dem Gesundheitszustand korrelieren. Diese beziehen sich sowohl auf individuelle als auch auf soziale und kulturelle Faktoren. „Generalisiert" bedeutet, dass sie in Situationen aller Art wirksam werden; „Widerstand" meint hier, dass die Ressourcen die Widerstandsfähigkeit der Person erhöhen. Die Widerstandsressourcen haben laut Antonovsky zwei Funktionen. Zum einen prägen sie kontinuierlich unsere Lebenserfahrungen, wir also bedeutsame Erfahrungen erleben und somit auch das SOC geformt wird. Die zweite wichtige Funktion ist, dass sie eine Art Potential bilden, auf das der Mensch in Situationen mit hohem Spannungszustand zurückgreifen kann. [21]

3.2.5 Salutogenese-Modell im Überblick

Abschließend werden die zuvor erläuterten Konstrukte miteinander in Zusammenhang gebracht. Anhand Abb. 2 wird erklärt, wie diese Konstrukte zusammenhängen und wie Antonovsky im Rahmen dieses Modells die Verbesserung des Gesundheitszustandes erklärt.

Der zentrale Faktor des salutogenetischen Modells ist das Konzept des Kohärenzgefühls. Geformt wird dieses durch Lebenserfahrungen (Abb.2: Pfeil A). Solche Lebenserfahrungen werden durch das Vorhandensein von den so genannten generalisierten Widerstandsressourcen ermöglicht (Abb.2: Pfeil B). Die Entstehung bzw. das Vorhandensein dieser hängt vom jeweiligen soziokulturellen und historischen Kontext und den darin vorherrschenden Erziehungsmustern und sozialen Rollen ab. Aber auch persönliche Einstellungen sowie zufällige Ereignisse haben einen Einfluss (Abb.2: Pfeil C).

Inwieweit diese einmal entstandenen generalisierten Widerstandsressourcen mobilisiert werden können, hängt von der Stärke des Kohärenzgefühls ab (Abb.2: Pfeil D). Hier kann also schnell ein Teufelskreis entstehen: Sind zu wenig Widerstandsressourcen vorhanden, dann beeinflusst dies die Entstehung des Kohärenzgefühls negativ; ein niedrigeres Kohärenzgefühl wiederum verhindert die optimale Nutzung der vorhandenen Widerstandsressourcen.

Stressoren konfrontieren den Organismus mit nicht automatisch beantwortbaren Reizen und lösen daher Spannungszustände aus (Abb.2: Pfeil E). Die mobilisierten

---

[21] s.o.

Widerstandsressourcen beeinflussen den Umgang mit den Stressoren (Abb.2: Pfeil F) und den Spannungszustand (Abb.2: Pfeil G). Auch hier besteht wieder ein Rückbezug: Das Gelingen der Spannungsreduktion hat eine stärkende Wirkung auf das Kohärenzgefühl (Abb.2: Pfeil H). Aufgrund erfolgreicher Spannungsreduktion bleibt der Gesundheitszustand bzw. die Lokalisation auf dem Gesundheits-Krankheits-Kontinuum erhalten (Abb.2: Pfeil I). Eine günstige Lokalisation erleichtert dann wiederum den Erwerb neuer Widerstandsressourcen (Abb.2: Pfeil K). Erfolgloses Spannungsmanagement hingegen führt zu einem Stresszustand (Abb.2: Pfeil J). Dieser Stresszustand steht in Wechselwirkung mit vorhandenen pathogenen Einflüssen und Vulnerabilitäten und wirkt sich damit negativ auf die Position auf dem Gesundheits-Krankheits-Kontinuum aus.[22]

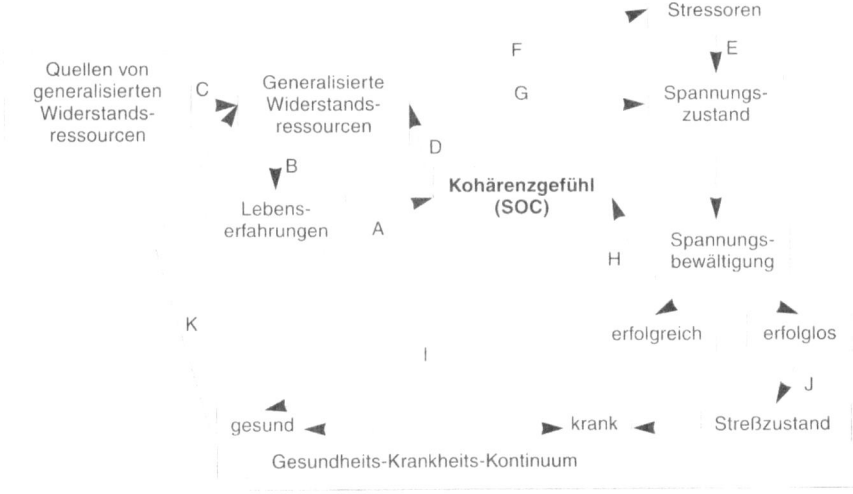

Abbildung 2: Vereinfachte Darstellung des Modells der Salutogenese [23]

---

[22] Vgl. Bengel J. & Strittmaier R. & Willmann H. (1998)
[23] Bengel J. & Strittmaier R. & Willmann H. (1998), S. 36

4. Stellenwert und Nutzen des Konzepts

Im Bereich der Gesundheitsförderung und Prävention hat das Salutogenese-Modell eine große Bedeutung erlangt. Es unterstützt eine kritische Sicht der bisherigen gesundheitserzieherischen Präventionsbemühungen, nimmt die Kritik am Risikofaktorenmodell auf und steht für ressourcenorientierte, kompetenzsteigernde und unspezifische Präventionsmaßnahmen. Der Perspektivwechsel von den Risikofaktoren zu den Protektivfaktoren und Ressourcen geht einher mit einem modernen, interaktionellen Gesundheitsbegriff, der die psychische und soziale Dimension gleichbedeutend neben die somatische Dimension stellt.

Aus den Grundannahmen von Antonovskys Modell leitet sich für die Gesundheitsförderung und Prävention die Forderung ab, Kindern und Jugendlichen eine Umwelt zu schaffen, die ihnen ausreichend Ressourcen bietet, um ein starkes Kohärenzgefühl herausbilden zu können. Maßnahmen im Sinne des salutogenetischen Modells sollen Kindern und Jugendlichen wiederholt konsistente Erfahrungen ermöglichen sowie eine Balance zwischen Über- und Unterforderung herstellen.

5. Coaching

Laut Definition des DBVC e.V. (Deutscher Bundesverband Coaching) ist Coaching „die professionelle Beratung, Begleitung und Unterstützung von Personen... Zielsetzung von Coaching ist die Weiterentwicklung von individuellen oder kollektiven Lern- und Leistungsprozessen" (Internetquelle 1)

Allerdings ist dies meist auf Business Coaching bezogen. Im gesundheitssportlichen Kontext wird Coaching ebenfalls als Entwicklungsprozess des Verhaltens verstanden, jedoch wird mehr auf die Veränderung von gesundheitsschädlichem zum gesundheitsfördernden Verhalten eingegangen.

„Im Gegensatz zu traditionellen Konzepten steht der Kursleiter im Coaching-Modell in der Rolle als Coach vor der Gruppe und unterstützt den Prozess Selbstentdeckens ohne konkrete Lösungen und Regeln vorzugeben. [24] Besonders der Gedanke des selbstständigen Entdeckens gewinnt immer mehr an Bedeutung, denn ein Gruppenteilnehmer kann sein Verhalten nur ändern, wenn er selber dazu bereit ist und es auch eine Änderung anstrebt.

---

[24] Froböse 2007, S.12

14

Als Coach hat man die Aufgabe begleitend den Weg zu dieser Veränderung zu lenken, aber getreu dem Motto „Hilfe zur Selbsthilfe"[25] nur in Notfällen wirklich einzugreifen.

Diese Methode des Coachings wird als induktives Lehrverfahren bezeichnet. Dabei gerät der Coach in die Rolle des Unterstützers und soll den Teilnehmern zu einen eigenständigem Lösen des Problems anleiten. Ziel ist es das der Teilnehmer nachhaltig auf jeweilige Situationen angemessen reagieren kann und nicht auf die Anweisung des Coachs angewiesen ist. Durch diese Maßnahme integriert der Teilnehmer wieder mehr Sicherheit und Selbstvertrauen in seinen Alltag.

Um dieses Ergebnis bei möglichst vielen Teilnehmern eines Kurses zu erreichen, sollte sich der Coach an den verschiedenen Zielen und Bedürfnissen der Teilnehmer orientieren. Um all diese subjektiven Erwartungen und Wünsche in einer Stunde gerecht zu werden, sollte dies der Coach in seine Stundenplanung und Stundenentwicklung mit einbeziehen.

Um diese Informationen erst einmal zu erhalten muss der Coach mit seinen Kursteilnehmern in den Dialog treten. Auch dabei ist darauf zu achten der der Teilnehmer keine Vorschriften vorgesetzt bekommt sondern dass der Coach lediglich mit Vorschlägen und Ratschlägen beiseite steht. Besonders die Rolle des adäquaten Feedbacks ist hier von enormer Wichtigkeit. Durch aktives Zuhören sollte auf den Teilnehmer eingegangen werden und sinnvolle Perspektiven aufgezeigt werden.

Grundsätzlich wird in dem Coaching-Modell davon ausgegangen, dass jeder Kursbesucher die notwendigen Fähigkeiten bzw. Ressourcen hat, um sein individuelles Problem zu lösen. Aus diesem Grund übernimmt der Coach nur die Rolle des Vermittlers oder auch „Türöffners", um das vorhandene Potential auch abzurufen. Dabei werden neue Lösungswege erarbeitet und neue Sichtweisen gefördert. Gelingt es dem Coach dies nachhaltig zu etablieren ist der Teilnehmer optimal „ausgebildet".

Nicht zu vergessen ist bei der Suche nach Lösungswegen, dass auch eine Wissensvermittlung des Coachs einhergeht. Diese kann jedoch auch wieder in Zusammenarbeit mit den Teilnehmern erarbeitet werden.

Der Prozess des Coaching beinhaltet immer wiederkehrende typische Schritte, die zu einer Kompetenzsteigerung führen sollen und sowohl die Bewegungskompetenz als auch die Selbstverantwortung in den Vordergrund stellen. Hierbei wird zuerst die

---

[25] Froböse 2007, S. 13

Wahrnehmung der einzelnen Ziele der Teilnehmer angestrebt. Auch die Hintergründe und Umstände der Ausgangssituation sollten dabei im gegenseitigen Informationsaustausch geklärt werden. Letztlich fungiert der Coach noch als Motivator, um ein Aufgeben in schwierigen Zeiten zu verhindern.

5.1 Fähigkeiten des Coachs

Um das Coaching-Modell auch adäquat umsetzen zu können, muss der Coach gewisse Fähigkeiten und Fertigkeiten aufweisen. Dabei steht die Kommunikationsfähigkeit im Vordergrund. Wie im Abschnitt Coaching schon beschrieben ist es von enormer Bedeutung, dass der Coach aktiv zu hören kann und den Teilnehmern nur Ratschläge und Vorschläge an die Hand gibt anstelle von vorgefertigten Lösungen. Er sollte sich dementsprechend artikulieren können und nicht die Teilnehmer mit Fachausdrücken verwirren, sondern z.B. in der Wissensvermittlung auf die jeweiligen Teilnehmergruppen eingehen.

Ein Coach sollte ebenfalls mit Emotionen umgehen können und dabei auf die Teilnehmer eingehen können. Im Allgemeinen wird hierbei von Empathie gesprochen. Damit die Kursteilnehmer einen Erfolg erzielen können ist es von großer Bedeutung, dass der Coach seine Kompetenz auch einsetzt und ein gutes Selbstmanagement besitzt. Vor allem aufgrund der subjektiven Ziele eines jeden Teilnehmers ist die Flexibilität des Coachs sehr bedeutsam. Dabei sollte der Coach nicht nur motivierend fungieren, sondern auch ein gesundes Maß an Durchsetzungsfähigkeit besitzen. Denn bei allen Emotionen, Wünschen und Zielen der Teilnehmer darf ein Coach nicht vergessen, dass er den Teilnehmern den Schlüssel zum Erfolg weiterreichen will. Dies soll natürlich in beratender Form passieren.

So ist neben dem Fachwissen auch ein Wissen über die Ziele, Wünsche, Verhaltensweisen und individuelle Gesundheitsressourcen der Teilnehmer erforderlich. Die optimale Unterstützung der Teilnehmer ist somit nicht allein von Coaching abhängig. Die Teilnehmer müssen sich dem Coach öffnen und anvertrauen, damit eine Verhaltensänderung gemeinsam erzielt werden kann.

5.2 Ziele des Rückencoachings

Um von dem Coaching Modell eine sinnvolle Übertragung auf das Thema Rückencoaching zu vollziehen, muss zuerst einmal auf das Bewegungssystem Rücken eingegangen werden. Der Rücken bzw. die Analysatoren im Bereich des Rückens sind sehr Vielseitig und sollten auch dementsprechend vielseitig angesprochen werden. Das heißt für den Coach, dass verschiedene Lernziele berücksichtigt werden müssen. Darunter fallen unter anderem:

a) kognitive Lernziele

b) neuromuskuläre Lernziele

c) sensomotorische Lernziele

d) psychomotorische Lernziele

e) soziale Lernziele

Diese verschiedenen Lernziele, werden im Folgenden näher beschrieben.

Kognitive Lernziele: Ein Bereich dieses Lernzieles ist es, den Kursteilnehmern ein Überblick über den Aufbau und die Funktionen des Rückens zu geben. Dabei sollte der Coach sein Fachwissen vermitteln und auch Bezug auf das Alltagsverhalten nehmen. Die Teilnehmer sollten „ein Verständnis für ihr Bewegungsverhalten entwickeln"[26]

Neuromuskuläre Lernziele: Durch die Wissensvermittlung über den Aufbau des Rückens im oben beschriebenen Abschnitt, ist das Lernziel in diesem Bereich die gezielten Trainingsreize für das neuromuskuläre System des Rückens zu setzen. Dabei sollen sowohl belastende, als auch entspannende Maßnahmen erlernt werden. Da dies allerdings in der Praxis schwer umzusetzen ist, dass nur der Rücken betroffen ist, wird meist auch auf andere Körperregionen, welche den Rücken direkt mit beeinflussen gesetzt.

Sensomotorische Lernziele: Die Probleme, welche die Teilnehmer in ihrem Rücken spüren, sind oft ein Ergebnis gestörter sensomotorischer Wahrnehmung. Durch dieses Phänomen wird oft der Rücken als Ursache für Schmerz angesehen. Der eigentliche Verursacher liegt jedoch ganz woanders. Dies zu trainieren und die Wahrnehmung zu verbessern und dadurch Bewegungsfehlverhalten zu verhindern, ist das Ziel dieses Abschnittes.

Psychomotorische Lernziele: Das motorische Handlungen die Psyche beeinflussen, ist bekannt. Aber auch das Stress die Psyche und die Motorik betrifft ist ein Grund,

---

[26] Froböse 2007, S.14

wieso viele Workaholics Rückenschmerzen haben. Nicht nur die muskuläre Überforderung führt zu Schmerzen, sondern auch die psychische Überforderung. Dies wirkt sich ebenfalls sehr oft im Rücken aus und muss deswegen auch mit berücksichtigt werden. Ein ungestresster Körper kann viel besser die Signale die er sendet verstehen und verarbeiten.

Soziale Lernziele: Wer sich von seiner Umwelt abschottet, wird in kurzer oder langer Sicht gesehen nicht glücklich werden können. Somit ist der Aspekt des Gruppenangebots bei den Rückenkursen auch ein Anreiz die Interaktionen der Teilnehmer zu fördern und damit die Teamfähigkeit und Toleranz zu schulen.

5.3 Grundsätze des Rückencoachings

Wieso ist Coaching eigentlich so wichtig? Diese Frage wird oft gestellt und ist für diejenigen die das Prinzip verstanden haben ganz einfach zu beantworten: Weil es eine hohe Wahrscheinlichkeit für nachhaltige Verhaltensänderung erbringt.

Die Grundsätze dabei sind Bewegen der Teilnehmer ohne Vorschriften Regeln und Verbote. Die Teilnehmer sollen ihre Erfahrungen selber mit einbeziehen und sich gegenseitig motivieren. Der Coach handelt an dieser Stelle als Moderator und gibt meist nur Vorschläge, Ratschläge oder bringt einzelne Anmerkungen. Die Teilnehmer erfahren so, dass sie selbstständig in der Lage sind ihre Probleme zu lösen und sind für den Alltag gewappnet. Da diese Veränderung allerdings nicht innerhalb von einer Woche erfolgt ist klar und deswegen sollte Coaching als ein Prozess oder auch eine Entwicklung angesehen werden.

Im Prinzip lässt sich das Thema Coaching in drei Aspekten ganz einfach verdeutlichen:

1. Wer Gewohnheiten langfristig ändern will, dem müssen diese erst bewusst gemacht werden, sowohl oraktisch als auch theoretisch.
2. Bevor du tun kannst was du denkst, musst du denken können was du tust.
3. Gesagt ist nicht gehört, gehört ist nicht verstanden, verstanden ist nicht einverstanden, einverstanden ist nicht angewendet und angewendet ist noch nicht beibehalten.

Doch genau darum geht es. Coaching soll die Teilnehmer dazu führen, dass ihr Verhalten sich langfristig ändert und dieses auch beibehalten wird. Dabei wird das Verhalten durch den Coach in die richtige Richtung gelenkt und begleitet. Der Coach fungiert dabei nicht als Diktator und zeigt den Weg den jeder zu gehen hat, sondern er überlässt den Teilnehmern das Lösen der Probleme und dient nur als Helfer bzw. Moderator.

6. Fazit

Diese Ausarbeitung hat das Modell der Salutogenese und das Coaching-Prinzip behandelt. Dabei ist deutlich geworden, dass das deutsche Gesundheitssystem nicht immer optimal arbeitet. Denn dort werden hauptsächlich Probleme aufgrund von Symptomen und Schmerzen behandelt. Das Modell der Salutogenese gibt in diesem Zusammenhang weitere Ansatzpunkte. Es zielt vor allem auf das Ungleichgewicht des Gesundheits-Krankheits-Kontinuums und den damit verbunden eigenen Widerstandsfaktoren. Durch stärker ausgeprägte Widerstandsfaktoren fällt das Kontinuum mehr in den Gesundheitsbereich und die Menschen fühlen sich besser und haben eine höhere Lebensqualität. Auch durch eine Verbesserung des Kohärenzgefühles wird eine Verbesserung der Belastung im Alltag erreicht.

Der zweite Teil dieser Ausarbeitung handelt über das Prinzip des Coachings. Dort bleibt hervorzuheben, dass die Hauptaufgabe eines Trainers oder Stundenleiters darin liegt, die Teilnehmer auf Problemlösungen hinzuführen. Dabei übernimmt der Coach allerdings eine Rolle des Helfers zur Selbsthilfe, damit die eigenen Ressourcen der Teilnehmer gestärkt werden. Im Sinne des Salutogenese Modells bezieht sich die Arbeit des Coaches auf eine Stärkung der Widerstandsfaktoren und die damit verbundene Stärkung des Kohärenzgefühles. Mit erfolgreicher Erarbeitung dieser Fähigkeiten sind die Teilnehmer in der Lage den Alltag, mit allen anfallenden Stressoren, zu bewältigen ohne dass Probleme auftreten.

Literaturverzeichnis

Antonovsky, A. (1997): Salutogenese. Zur Entmystifizierung der Gesundheit. ^
Tübingen.

Bengel J. & Strittmaier R. & Willmann H. (1998): Was erhält Menschen gesund?
Antonovskys Modell der Salutogenese - Diskussionsstand und Stellenwert.
Band 6. Köln: Bundeszentrale für gesundheitliche Aufklärung,

Lorenz, R. (2004): Salutogenese. Grundwissen für Psychologen, Mediziner,
Gesundheits- und Pflegewissenschaftler. München.

Froböse I. & Wilke C. & Biallas B. (2007): DAK-Rückencoaching Trainermanual zum
DAKPräventionsprogramm.

Internetquellen:

http://www.dbvc.de/cms/index.php?id=361&PHPSESSID=0fcb85dd5513618860ab98
2923f26b9b (Zugriff am 14.05.2010 17:55)

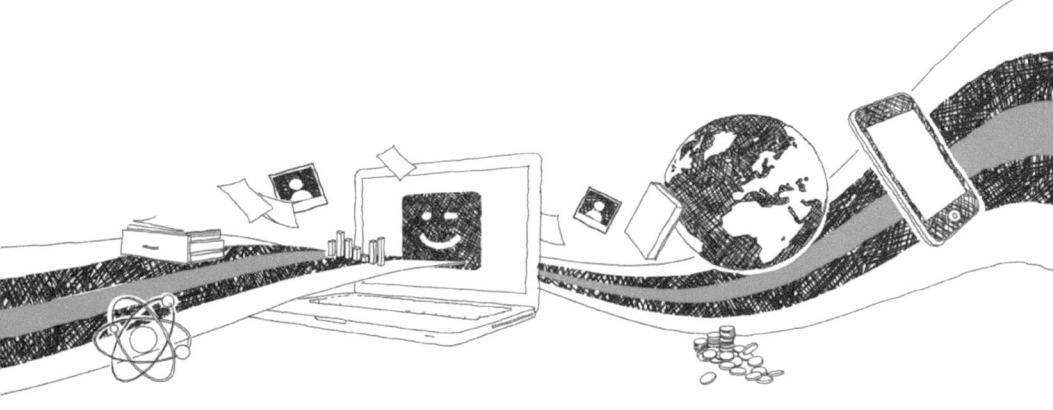
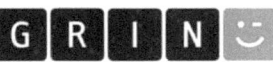